PRÉCIS

DE LA

MÉTHODE PROPHYLACTIQUE

APPLIQUÉE AUX

MALADIES CHRONIQUES ET HÉRÉDITAIRES.

PRÉCIS

DE LA

MÉTHODE PROPHYLACTIQUE

APPLIQUÉE

AUX MALADIES CHRONIQUES ET HÉRÉDITAIRES,

OU

MOYEN PROPRE A PRÉVENIR CES MALADIES,

PAR

A.-F. GASTIER,
Docteur médecin.

LYON.
IMPRIMERIE DE L. BOITEL,
Quai Saint-Antoine, 36.
1843.

PRÉCIS

DE LA

MÉTHODE PROPHYLACTIQUE

APPLIQUÉE AUX

MALADIES CHRONIQUES ET HÉRÉDITAIRES,

OU

MOYEN PROPRE A PRÉVENIR CES MALADIES.

L'observation et l'expérience ont consacré, comme un fait, l'existence d'un vice ou virus originel dont nous naissons sujets. Ce vice, désigné sous le nom générique de *Psore,* remonte aux premiers âges du monde; il embrasse la race humaine tout entière et même les espèces d'animaux rapprochées de la nôtre par les conditions essentielles de leur organisation. Les preuves de ce fait sont nombreuses; elles ont été exposées dans des mémoires spéciaux, et sont d'un ordre qui ne permet pas de les reproduire ici. Il est donc à croire que l'état psorique n'a pas seulement pour cause l'infection de l'organisme par la gale contractée par contact ou transmise par voie de génération, mais qu'il est encore inhérent à notre nature : car des observations exactes, confirmant l'opinion populaire ordinairement formée à l'école des faits les plus évidents, ont constaté que les personnes n'ayant été, de même que leurs auteurs immédiats, atteintes à nulle époque de leur vie de la gale proprement dite ou d'aucune de ces éruptions comprises sous la dénomination générale de gale ou de psore, ne sont point, pour cela, exemptes des affections qui supposent en elles la présence du miasme psorique; mais qu'elles y sont d'*autant plus sujettes*, et que ces affections offrent chez ces personnes un caractère de tenacité remarquable. Ce miasme délétère, dont notre organisme naît entaché et auquel, pour cette raison, on a donné le nom de psore *originelle*, existe en nous à deux états différents, à l'état interne ou à l'état externe, c'est-à-dire caché dans la profondeur intime des organes ou apparent à la surface de la peau. Au premier état, il est la source de la plupart des désordres qui troublent ou enrayent les mouvements réguliers de la vie, principalement dans les diverses circonstances où ces mouvements sont relativement le moins énergiques, le moins puissants contre les influencess fâcheuses, comme on l'observe dans la première enfance dont on peut, à bon droit, rapporter la plupart des dérangements à l'action interne de ce miasme, et d'autant plus que c'est l'âge où l'organisme se complète et se développe, et dès lors est soumis à un travail si actif et pouvant se prêter aux moindres modifications; comme on l'observe également aux différentes époques climatériques de la vie, ainsi qu'aux époques critiques des maladies dont l'issue funeste ne reconnaît pas, le plus souvent, d'autre cause ou dont le cours se prolonge indéfiniment sous le caractère chronique que ce miasme leur imprime. Au second état, il se manifeste sous forme d'éruption diverse par la forme qu'elle revêt, le siége qu'elle occupe et le mode de vitalité qu'elle affecte. *Cet état varié*, sous lequel la psore se manifeste extérieurement, est inhérent à sa nature; il lui est essentiel, chose fort remarquable! Toujours entière, toujours elle-même sous les formes diverses qu'elle peut revêtir sur un même sujet comme sur plusieurs, elle se présente indifféremment sous l'aspect de dartres, de pustules, d'ulcères, de phlytènes, de papules, de vésicules, de bulles, etc.; de tumeurs cancéreuses, strumeuses, ficoïdes, etc.; de croûtes, de taches, d'efflorescences, de simples changements de couleur à la peau; capricieuse dans ses formes et plus encore dans les sensations qu'elle excite et qui varient depuis l'indolence la plus complète jusqu'à la cuisson la plus vive ou le prurit le plus insupportable, elle peut même s'offrir sous l'apparence de la plus faible altération des sécrétions cutanée ou muqueuse, manifestée seulement par un changement de quantité, de consistance, de couleur ou même de simple odeur. En un mot, on peut la voir traduire ainsi sur les surfaces extérieures par mille phénomènes di[illegible]tes les affections morbides. C'est de ce fait conforme à l'observation de tous les praticiens, comparé au fait correspondant de la multiplicité d'effets analogues chez la plupart des antipsoriques expérimentés sur l'homme sain, pouvant ainsi représenter à la peau ou dans les profondeurs de l'organisme toutes les maladies qu'on se propose d'y atteindre à l'état de germe ou d'incubation, c'est de ce fait qu'on est, conformément à la loi homœopathique, arrivé par induction à la pratique prophylactique ici proposée. C'est à l'état externe, sans contredit, que le virus ou miasme psorique est le moins offensif. Il est même de remarque constante et vulgaire que la psore opère alors vers la peau, c'est-à-dire loin des centres essentiels à la vie, une sorte de travail dépuratoire par lequel le principe d'où elle procède ou qui la constitue s'affaiblit ou s'efface plus ou moins complètement, de telle sorte qu'on a pu considérer cette manifestation extérieure de la psore comme un travail ou mouvement sécrétoire par lequel, lorsqu'il s'accomplit convenablement, l'organisme, qui dans quelques circonstances peut à la vérité en éprouver de graves dommages, se purge, se débarrasse, s'affranchit de la sujétion de ce principe délétère.

Outre cette disposition psorique générale, commune même à la plupart des animaux, il est *pour nous* une source plus abondante encore et non moins redoutable de maux et de souffrances de diverses espèces, dans la transmission héréditaire, c'est-à-dire par voie de génération, de maladies contagieuses, miasmatiques, acquises dans le cours de la vie, contre lesquelles la médecine n'a guère eu à opposer jusqu'ici que des moyens palliatifs dont l'effet unique est d'en faire disparaître les formes ou traces extérieures, de les refouler plus ou moins sûrement dans les profondeurs de l'organisme où elles deviennent une nouvelle cause des désordres les plus graves, soit qu'elles s'y conservent distinctes avec leur caractère propre ; soit qu'elles s'y unissent, qu'elles s'y confondent avec la psore originelle et forment, par cette alliance ou complication funeste, cette affreuse série de maux rebelles à tous les procédés de l'art de guérir, qui, transmis de génération en génération, ont eu cet effet général, dès longtemps remarqué, d'altérer, d'affaiblir le type primitif de notre race évidemment dégénérée ; et ce résultat particulier d'être pour ceux qui en naissent infectés, une cause incessante de souffrances physiques et morales qui flétrissent, empoisonnent leur existence lorsqu'ils ne l'étouffent pas dès son origine.

Quel sujet plus digne des recherches de la philanthropie que le moyen de détruire ou d'atténuer au moins le principe de tant de misères! Grace en soit rendue a Samuel Hahnemann, à ce génie providentiel si heureusement suscité comme l'instrument d'une autre rédemption! A l'imitation du procédé curatif intime de la nature, et sous la garantie d'expériences faites et dirigées dans l'esprit de son admirable doctrine, on pense l'avoir trouvé, ce moyen : il consiste à soumettre, vers l'époque la plus rapprochée de la naissance, comme étant celle où l'organisme vierge encore de toute impression étrangère est plus apte à recevoir celles auxquelles on le soumet et à être modifié par elles, à l'usage, par *olfaction* ou par *ingestion*, de quelques agents antipsoriques ou reconnus du moins pour jouir le plus sûrement de la propriété de délivrer l'organisme des miasmes délétères dont il naît infecté.

Le mode d'action des agents antipsoriques pour opérer ainsi la désinfection de l'organisme se conçoit de diverses manières, toujours au point de vue homœopathique ; d'une part ce mode d'action se déduit par analogie de celui de la vaccine, par rapport à la variole, dont le fait saillant est évidemment la destruction ou l'annulation dans l'organisme des dispositions à contracter la variole, au moyen d'une affection analogue qu'on y fait naître. La guérison préventive constatée de la rage chez des personnes infectées de ce virus, par l'ingestion répétée d'agents propres à développer sur l'homme sain des symptômes analogues à ceux de cette maladie, est la conséquence du même principe ; de même que la préservation, chez les indigènes des pays où règnent les fièvres endémiques les plus rebelles, telles que la peste pour les habitan*t*s de la Basse-Egypte, la fièvre jaune pour ceux de l'Amérique, etc., résulte de l'espèce d'inoculation en eux du principe atmosphérique propre à faire naître ces maladies chez les étrangers qui viennent habiter ces pays, d'une sorte de saturation par ce principe de toutes les parties de leur être devenues dès lors insensibles, indifférentes, inaccessibles à son action, etc. (1). D'autre part, l'expérience, née de l'observation de faits constants, fait voir toutes les maladies pouvant se résumer, se résoudre dans l'une des nombreuses affections du système cutané; elle nous montre encore toutes les affections de ce système ou réfléchies vers ce système, comme les seules offrant les maladies dont l'organisme n'est susceptible d'être atteint qu'une fois dans le cours de la vie. On voit par là combien l'on est fondé à provoquer soit l'annulation, l'absorption, la neutralisation des maladies à l'état de germe ou d'incubation, par l'action résolvante des semblables, c'est-à-dire au moyen d'agents ayant la vertu d'en produire d'analogues; soit le transport à la peau, siége naturel et primitif de la psore, des maladies dont le germe est intérieur, ou ce qui est de

(1) On peut, dans cette direction d'idées, espérer de bons résultats de L'INOCULATION DE L'HUMEUR DES BUBONS DES CHARBONS, observés chez les chiens et les bœufs sous l'influence atmosphérique qui produit sur l'homme la peste et ses bubons plus redoutables, inoculation proposée par le docteur L. A. Gosse dans son mémoire au roi de Sardaigne, sur la réforme des quarantaines. Le succès de ce procédé imité de celui de la vaccine et, comme celui-ci, conforme aux principes homœopathiques, serait une nouvelle preuve en faveur de notre doctrine.

même, leur conversion en maladies cutanées, leur métamorphose enfin en cette forme et cette condition où toutes les maladies peuvent se résumer, se résoudre, s'éteindre. Ainsi, une semence qui rencontrant, dans le sol où elle fut déposée, les conditions de son développement, pousse son germe au dehors, et trouve à la surface du sol, dans le travail d'une végétation où ce germe se consume, le terme final de son développement et de son existence. — Or, les agents antipsoriques, dont l'action est telle, se recommandent par la présomption des mêmes résulats. Déjà l'expérience, juge suprême en telle matière, l'expérience qui rectifie ou confirme toute théorie, et qui donne à celle-ci, en échange de l'appui qu'elle en reçoit, toute l'autorité des faits dont elle procède, l'expérience a déjà réalisé tout ce qu'on pouvait s'en promettre à l'égard d'une pratique qui n'a plus désormais à recevoir que la sanction ultérieure du temps. Ainsi, dans le nombre des personnes qui ont recherché le bienfait de la méthode prophylactique, se trouvent plusieurs mères dont *tous* les enfants jusques-là avaient succombé, dans un temps fort rapproché de leur naissance, à l'hydrocéphale, au croup, aux convulsions, affections les plus communes et les plus redoutables tout à la fois de la première enfance, et qui ont vu, par ce procédé qu'elles se sont appliquées à elles-mêmes pendant la gestation, puis à leurs enfants dès la naissance, leur famille croître florissante, sans nulle atteinte de ces maux dont l'issue si prompte et si constamment funeste semblait chaque fois doubler l'amertume de leurs regrets en ravissant à leur cœur jusqu'aux consolations de l'espérance. On a recueilli plusieurs faits de grossesses constamment terminées par un avortement spontané avant le quatrième mois, conduites avec un entier succès à leur terme régulier, du moment où les femmes, sujets de ces observations, ont été soumises à l'action prophylactique des antipsoriques.

On conçoit que ce serait dépasser le but qu'on s'est proposé dans ce précis que d'y reproduire tous les faits rapportés ailleurs, de même que ceux recueillis depuis lors à l'appui de la doctrine prophylactique. Il en est un, toutefois qui mérite une mention spéciale comme étant le plus remarquable par le nombre et la variété des formes sous lesquelles la psore s'est manifestée extérieurement, par son développement extraordinaire, son admirable terminaison, et les heureux résultats dus aux agents antipsoriques employés. Ce fait, sous ces divers rapports, peut servir tout à la fois d'exemple et d'enseignement, et mérite ici une place exceptionnelle. Deux jeunes mariés, d'une constitution lymphatique bien prononcée, dont la femme même, bien que d'une bonne santé d'ailleurs, est encore aujourd'hui sujette, sous la moindre cause déterminante, à des gonflements indolents des glandes sous-maxillaires, avaient eu un premier enfant né sous de belles apparences, mais qui, au bout de quelques semaines, commença à dépérir en nourrice, consumé par une affection scrophuleuse générale dont nous nous bornerons à résumer ici en quelques mots les symptômes principaux : pâleur et transparence de la peau, absence totale de sourcils, cheveux fins, rares et d'un blond pâle ; avec un appétit assez soutenu, selles ordinairement liquides, diarrhéiques, souvent lientériques ; maigreur générale portée aux membres, aux inférieurs surtout, jusqu'à l'atrophie ; ventre dur et tendu habituellement, et parfois de telle sorte que la poitrine, au-dessus de laquelle il s'élevait, presque sans transition, de quinze à seize centimètres, écrasée ou fortement déprimée vers sa base, semblait sur ce point tout-à-fait immobile et fixe ; courbure et léger gonflement de l'épine dans sa région lombaire, qui pendant plusieurs mois n'a pas permis d'asseoir l'enfant réduit presque toujours, pendant ce temps, au coucher horizontal ; oppression et palpitations habituelles, légères ; pouls fébrile ; gonflement modéré et indolent des glandes sous maxillaires ; transpiration et urines offrant d'une manière très prononcée les caractères propres à la cachexie strumeuse ; enfin, développement moral et physique surtout tellement en retard, qu'à trois ans les membres inférieurs, en particulier, grêles, flasques et comme flétris, ne semblaient pas devoir jamais supporter l'enfant, lequel poussait des cris de désespoir lorsqu'on simulait, même en le soutenant sous les deux bras, de vouloir lui faire poser les pieds sur un plan solide quelconque. — Cet enfant, auquel un traitement homœopathique long et soutenu, secondé par de bons soins hygiéniques, a rendu, sous tous les rapports, une santé admirable, sans aucun reliquat défectueux, a eu, il y a seize mois, une sœur. A la naissance de celle-ci, depuis plus d'un an la méthode prophylactique était en expérimentation, elle lui fut immédiatement appliquée. C'est donc cette enfant qui est le sujet du fait prophylactique, l'état des père et mère et de leur premier-né rapporté ci-dessus n'étant que pour marquer le point de départ de l'observation dont on va maintenant rendre compte : Dès les premiers instants de sa naissance, la petite fille fut soumise à l'action du soufre (*tinctura* 30 e), un globule en ingestion pendant trois jours de suite, sans résultat autre qu'un peu de coloration et une certaine animation de la peau, avec déjections poisseuses abondantes. Cinq jours écoulés après la dose de soufre, l'enfant fut soumise, sans résultat apparent, à l'action de *silicea* 30 e, un globule chaque jour, pendant trois jours ; puis de même, et sans résultat non plus, à l'action de *calcarea carbonica* 30.e, donnée cinq jours après la dernière dose de *silicea*. Puis suspension de quinze jours. Ces quinze jours écoulés, l'enfant reçut, et de la même manière, un globule (*lachesis* 30 e). Le lendemain, des phénomènes généraux apparurent ; on se borna dès lors à cette dose unique dont on observa les effets qui furent les suivants : légère décoloration de la peau devenue en général d'un éclat moins vif et parsemée de quelques rares plaques d'un jaune nuancé de brun comme dans les échymoses ; éruption miliaire pruriteuse et sèche ; quatre à cinq larges bulles pemphygoïdes autour des pieds rouges et gonflés, et, sous un pied surtout, une large bulle qui a envahi tout le derrière du talon et causé à l'enfant de grandes souffrances ; sensibilité des plaques d'une teinte plus foncée dans quelques parties, surtout à l'un des genoux où elle offre une rougeur érysipélateuse. Eruption croûteuse derrière les oreilles, indépendamment d'un développement considérable de glandes parotides porté à un degré tel que leur résolution sans suppuration semble impossible. L'enfant, dans un état fébrile presque continu à partir du cinquième jour de l'ingestion de *lachesis*, est agitée parfois de mouvements brusques et comme spasmodiques des membres inférieurs, et tourmentée de douleurs dont on rapporte le siége ou la cause, soit au ventre qui est tendu avec rareté des selles, soit à la desquammation papaleuse de quelques plaques et bulles convertissant plusieurs d'entr'elles en de véritables ulcères, origine probable, en grande partie du moins, de l'agitation et des cris auxquels l'enfant a été livré par intervalles plus ou moins longs et rapprochés, les nuits surtout.

Ce fait, le plus extraordinaire dont j'aie été témoin, pour l'effet réactionnaire et la multiplicité des symptômes déterminés par l'action des antipsoriques administrés comme prophylactiques, a eu, sous tous les rapports, l'issue la plus heureuse : quatorze jours après le dernier médicament donné à l'enfant, celle-ci n'offrait plus la moindre trace des symptômes précités et jouissait du calme le plus parfait. Sa santé depuis lors, à l'épreuve d'une grande irrégularité de soins et de régime et d'un sevrage obligé en temps inopportun, n'a subi aucune atteinte, et l'enfant aujourd'hui âgée de seize mois, tout près d'être de nouveau soumise à l'action prophylactique de la même méthode, jouit d'une admirable santé. Les succès remarquables sur certains animaux, d'une pratique empyrique, qui n'est point sans analogie avec celle ici proposée, bien qu'inexacte, incomplète, et, comme telle, moins sûre dans ses résultats, peuvent nous donner toutefois la mesure des bienfaits qu'on doit attendre de celle-ci. — Qui n'a point expérimenté ou vu expérimenter l'action prophylactique de la fleur de soufre, ou seulement de l'eau soufrée donnée en boisson aux jeunes chiens, dès leur naissance, pour les préserver de la maladie dont ils naissent sujets ? Il est peu de cas où cette pratique bien observée ne réussisse ; et l'on est autorisé à penser qu'elle réussirait constamment si, au lieu de se borner à l'emploi du soufre seul, l'un des agents antipsoriques les plus précieux, à la vérité, l'on soumettait ces animaux à l'action alternée ou successive de plusieurs antipsoriques différents, et convenablement préparés pour assurer à leur puissance d'action son plus complet développement, comme on le recommande dans la méthode combinée, proposée ici pour l'espèce humaine.

Dans le but de faciliter l'application de cette méthode et d'en multiplier les bienfaits, on a réuni dans une petite boîte à seize cases, seize tubes ou petits flaçons dont quinze étiquetés et bouchés, un seul sans étiquette ni bouchon. Le nombre des tubes, au début des expériences dont cette méthode a été l'objet, était moindre qu'il n'est aujourd'hui; quelques modifications ont aussi été apportées à leur composition et à l'ordre numérique dans lequel leur emploi doit se succéder. D'autres changements sous les mêmes rapports seront nécessairement, encore par la suite, le résultat d'observations et d'expériences nouvelles.

Les treizes flacons ou tubes numérotés de 1 à 13 contiennent, dans les conditions voulues, les antipsoriques éprouvés et proposés comme prophylactiques des maladies psoriques héréditaires originelles ou acquises, source ordinaire et principe véritable de toutes les maladies chroniques. Les tubes numérotés 14 et 15 renferment chacun une substance différente mais reconnues l'une et l'autre comme antidotes, ou susceptibles d'atténuer ou même de suspendre tout à fait l'action des treize autres, si cette action dépassant le degré souhaité, on jugeait à propos de l'arrêter ou de la restreindre. Le tube non bouché est destiné à présenter les remèdes à l'olfaction. Il devra, étant ainsi destiné à recevoir la matière diverse de quinze tubes bouchés et numérotés, être, après chaque opération où il aura servi, soigneusement lavé et exactement essuyé et séché (1).

Les choses ainsi disposées, dans les cas généraux de *psore*, l'enfant sera soumis, soit par olfaction soit par ingestion, (ces deux modes ayant les mêmes effets et pouvant, au besoin, être indifféremment ou alternativement employés l'un et l'autre sur les mêmes sujets), à l'usage du premier flacon d'abord; puis, s'il y a lieu, après cinq jours, à l'usage du n°. 2, et successivement, de cinq jours en cinq jours, des treize premiers flacons, à moins qu'une apparition de boutons, bulles, vésicules, papules, croûtes, ou éruption quelconque à la peau ne survienne et n'indique d'en suspendre ou d'en borner l'emploi. Dans ce cas, on laisse l'éruption suivre son cours naturel. Si aucune éruption n'apparaissait ni aucun symptôme réactionnaire, ce qui est on ne peut plus rare, lorsqu'on a fait prendre à l'enfant un certain nombre de ces remèdes, on lui ferait parcourir la série de *tous* les flacons et l'on s'en tiendrait là, l'effet préservatif étant également bien

(1) Les antipsoriques proposés et contenus dans les treize flacons sont, d'après leur ordre de numéros : 1. sulphur ; 2. Sepia ; 3. carbo vegetabilis ; 4. arsenicum ; 5. belladona ; 6. lachesis ; 7. nitri acidum ; 8. silicea ; 9. thuya ; 10. lycopodium ; 11. graphites ; 12. calcarea ; 13. phosphorus.

Les antidotes sont : 14. camphora ; 15. spiritus nitri.

assuré, comme nous l'avons fait entendre dans l'appréciation du mode d'action de ces agents, soit qu'on ait ou non obtenu une éruption psorique par leur emploi. Cependant, et dans tout état de choses, il convient, ainsi que l'expérience en a constaté l'utilité pour le succès de l'effet préservatif de la vaccine, de répéter chaque année, pendant deux et même trois ans de suite, l'administration de ce procédé antipsorique ; afin de s'assurer le plus possible de ses effets prophylactiques. Il y a d'ailleurs plusieurs avantages attachés à la répétition de cette médication préventive aux premières années de la vie : d'abord elle fortifie en général la constitution contre les influences extérieures; elle active, facilite, régularise le travail des organes, et leur développement, et, ainsi qu'on l'a constamment observé, prévient la plupart des indispositions nombreuses et souvent fort graves des enfants à cette époque de la vie ; ensuite cette répétition tout à fait inoffensive n'entraîne ni embarras ni difficulté; elle n'oblige à aucune dépense nouvelle, les mêmes flacons pouvant, et au-delà, suffire à ces trois opérations ; et celles-ci peuvent ainsi offrir, chaque fois qu'on y revient, à la santé en général des garanties précieuses, et au but particulier qu'on se propose, l'assurance d'un succès plus certain.

Pour procéder par l'*olfaction*, on place dans le tube non bouché deux globules du flacon dont on veut user, et on le présente une fois par jour pendant les cinq jours accordés à son emploi, sous l'une ou l'autre narine, durant environ une minute le matin à jeun ; puis on jette les globules et l'on lave et essuie exactement le tube. Si c'est par *ingestion* que l'on opère, on dépose, chaque matin à jeun, sur la langue de l'enfant un globule du flacon dont on use dans le moment, et cela pendant les cinq jours également consacrés à son usage. Quant aux tubes numérotés 13 et 14, ils sont là pour faire, au besoin, office d'antidotes ou de modérateurs de l'action des autres. Ainsi dans les cas fort rares et tout à fait exceptionnels où l'on croirait avoir produit par l'action de l'un des treize premiers flacons une réaction trop forte et qu'on jugerait devoir suspendre ou modérer, ce qui est bien rarement et peut-être jamais absolument nécessaire, on ferait flairer au sujet de la médication prophylactique, quelques globules d'abord du flacon n° 14 au moyen du tube non bouché destiné à l'olfaction; on répéterait d'heure en heure avec les globules renouvelés du même flacon, jusqu'à trois et quatre fois ; puis, si l'on n'a pas réussi avec cet antidote à amender les symptômes qu'on veut réprimer, on fait usage de même du flacon n° 15 ; et enfin, si l'on ne réussit pas mieux avec ce nouvel antidote, supposition dont le fait ne s'est jusqu'ici jamais rencontré, on tentera avec succès la neutralisation de l'excès d'action du médicament auquel on le rapporte, par l'administration de celui qui le suit dans l'ordre des numéros où ils sont casés. Toutefois, dans ce cas, il vaudrait mieux, si on en avait la facilité, se diriger par les avis d'un médecin homœopatiste aux lumières et à l'expérience duquel on recourrait.

Voilà pour les cas généraux de psore originelle et de psore acquise ou contractée pendant la vie et transmise par voie de génération, source de la plupart des maladies chroniques. Chaque père ou mère de famille peut avec les instructions qui précèdent diriger convenablement lui-même l'application de la médication prophylactique qui vient d'être exposée. Cependant si, en dehors de ces généralités qui embrassent la presqu'universalité des cas pour lesquels on peut se proposer un utile emploi de cette médication préventive, on avait en vue un but particulier; si, par exemple, préoccupé de certaines affections dont on aurait de puissantes raisons de redouter la transmission des pères aux enfants, on voulait spécialement diriger contre elles l'administration des agents prophylactiques; ce travail exigeant la connaissance des effets spéciaux des médicaments appropriés aux cas particuliers dont il s'agirait, rien ne pourrait suppléer alors à l'expérience du médecin homœopatiste, et c'est dans ce cas surtout que son intervention deviendrait nécessaire. Cependant, il faut le dire, ces cas particuliers qui sembleraient devoir réclamer une médication prophylactique spéciale, doivent être fort rares, si même ils existent bien réellement ; les affections qui les constitueraient, sous quelqu'aspect qu'elles se présentent, procédant très probablement de l'une des sources psoriques générales dont elles ne sont chez les divers sujets qu'une forme ou manifestation particulière à leur constitution ou organisation propre, et pouvant, dès lors, céder à la destruction de ce principe général dont elles émanent.

En donnant approbation et encouragement à la pratique prophylactique qui vient d'être exposée, Hahnemann, notre maître, dans la lettre dont il nous a honoré à ce sujet, préfère, pour atteindre le but prophylactique que nous nous proposons, soumettre la nourrice de l'enfant sur lequel on veut agir, à l'usage des antipsoriques ; il exprime même l'opinion qu'on réalisera plus sûrement le bienfait de la prophylaxie en traitant antipsoriquement l'enfant dans le sein de la *mère* au moyen de médicaments donnés dans ce but à celle-ci.

Au point de vue unique où Hahnemann a considéré la psore (voir son traité du mal chr.), on conçoit qu'on puisse l'atteindre au moyen d'agents appropriés adressés à l'enfant par les voies de la mère et de la nourrice ; mais, indépendamment des difficultés que la nécessité du régime à suivre pendant le traitement par la nourrice ou par la mère apporterait à l'adoption de ce mode d'opérer ; indépendammen surtout de l'obstacle né des répugnances de la nourrice à s'imposer contrairement à ses goûts et à ses préjugés, une sujétion dont elle ne serait pas toujours dans le cas de reconnaître l'importance, nous faisons observer qu'à notre point de vue particulier, il est tout à fait indispensable d'agir par voie directe sur l'enfant *lui-même*, comme à l'égard de la variole, on fait de la vaccine dont l'inoculation à la nourrice, de même qu'à la mère, n'a point encore préservé sa génération de la petite vérole. Nous croyons même, et nous l'avons dit, qu'il serait d'une précaution utile de répéter plusieurs années de suite la pratique par nous recommandée, ainsi que l'expérience en a démontré les avantages pour le succès des vaccinations. Tout en rappelant donc et recommandant le procédé de notre Maître, nous ne pouvons le faire qu'à titre de pratique subsidiaire dont le précieux concours ne saurait dispenser toutefois du procédé par voie directe auquel nous croyons, dans l'espèce, une action plus sûre et plus efficace.

NOTA. On trouvera les substances sus désignées chez tous les pharmaciens homœopathes.

M. PELLETIER, pharmacien à Lyon, rue Sirène, tient des boîtes toutes préparées contenant les mêmes substances étiquetées et classées suivant l'ordre indiqué.

www.ingramcontent.com/pod-product-compliance
Ingram Content Group UK Ltd.
Pitfield, Milton Keynes, MK11 3LW, UK
UKHW020451220726
13923UKWH00005B/2466

9 782019 481261